DES

LAINES DE COUCHAGE

AU POINT DE VUE HYGIÉNIQUE

> Les matelas demandent pour la santé un entretien presque continuel, réclamé aussi par l'économie.
>
> MÉRAT.

PAR

M. LEFRANC,

PHARMACIEN PRINCIPAL A L'HÔPITAL MILITAIRE DE LYON

———◆———

PARIS

LIBRAIRIE DE LA MÉDECINE, DE LA CHIRURGIE & DE LA PHARMACIE MILITAIRES

VICTOR ROZIER, ÉDITEUR,

26, RUE SAINT-GUILLAUME, 26,

Près le boulevard St-Germain.

1879

DES

LAINES DE COUCHAGE

AU POINT DE VUE HYGIÉNIQUE

> Les matelas demandent pour la santé un entretien presque continuel, réclamé aussi par l'économie.
>
> MÉRAT.

PAR

M. LEFRANC,

PHARMACIEN PRINCIPAL A L'HÔPITAL MILITAIRE DE LYON.

───◆───

PARIS

LIBRAIRIE DE LA MÉDECINE, DE LA CHIRURGIE & DE LA PHARMACIE MILITAIRES

VICTOR ROZIER, ÉDITEUR,

26, RUE SAINT-GUILLAUME, 26,

Près le boulevard St-Germain.

1879

Imprimerie de J. DumaiNe, rue Christine, 2.

DES

LAINES DE COUCHAGE

AU POINT DE VUE HYGIÉNIQUE

Les laines à matelas communes n'ont généralement que l'état de propreté relative qui peut résulter pour les laines brutes, c'est-à-dire en suint, d'un lavage à l'eau froide, pratiqué sans beaucoup de soins.

On sait en effet : 1° que le désuintage complet des laines employées dans l'industrie du tissage exige l'emploi du savon ou d'agents spéciaux de saponification et de bains à la température de 35° à 45° ;

2° Que par l'immersion, non prolongée, dans l'eau à la température ordinaire ou par le lavage à dos, les laines brutes ne subissent qu'un désuintage partiel ;

2° Que ce désuintage est précisément celui qu'il convient de ménager aux laines destinées au couchage, afin de leur conserver la force, la souplesse et l'élasticité qui les rendent propres à ce genre de service ;

4° Que ces propriétés sont communiquées à la laine par certains principes de la nature de la cire qui entrent dans la composition du suint.

Ces notions sont à la connaissance de tous ; mais on sait moins généralement qu'à côté de ces éléments du suint qu'il importe de maintenir en place dans le nettoyage des laines à matelas, à côté, dis-je, de ces principes cireux si avantageux à tous égards, il en est d'autres, auxquels ceux-là sont intimement associés, qui sont pour ces laines une véritable souillure, le substratum actif des contaminations de toutes sortes : germes, miasmes, contages, excréments et dépouilles du ver de la teigne fripière (tinea sarcitella, L.) et des mites (acarus domesticus L.), qui atteignent et pénètrent les matelas en service et finissent par en altérer profondément la constitution hygiénique.

Cette question capitale de l'hygiène nosocomiale est restée jusqu'ici purement spéculative.

Nous pensons pourtant qu'elle serait susceptible, — eu égard aux recherches chimiques dont la composition du suint a été l'objet de nos jours, — de recevoir un commencement de démonstration expérimentale.

I.

Les données scientifiques actuelles sur la constitution des laines brutes et sur les modifications que l'eau à la température ordinaire fait subir à cette constitution première ; ces données, dis-je, résultent des travaux succcessifs sur le suint : 1° de Vauquelin ; 2° de M. Chevreul ; 3° de MM. (1) Maumené et Rogelet, et de M. Faist. Nous résumerons, ainsi qu'il suit, les notions ainsi acquises, données fondamentales du problème en question :

1° Le suint est le produit de la transpiration du mouton

---

(1) *Bull. de la Soc. chim.*, nouv. sér., t. 4, p. 472 ; et *Dict. chim.*, Wurtz, art. *Suint*, J. Bouis.

dont il imprègne la toison. Il est composé, en majorité, des principes suivants : 1° stéarérine, élaïérine, acide phocénique ; élaïérate, stéarérate et phocénate de potasse ; 2° plusieurs acides organiques, bruns, à l'état de combinaisons alcalines, l un azoté (acide sudorique de MM. Maumené et Rogelet), les autres azotosulfurés ; 3° des sels minéraux : sulfates, silico-aluminates, chlorures et phosphates à base de potasse et de soude.

MM. Maumené et Rogelet désignent sous le nom de *suintine* le mélange d'élaïérine et de stéarérine, et sous celui de *suintate* brut, la réunion des éléments solubles dans l'eau.

D'après ces chimistes, 100 p. de suint renferment 60 p. de matières organiques, et le suintate seul, environ 50 p. 0/0.

2° A la température ordinaire, l'eau de lavage des laines communes, en suint, n'entraîne, avec la plus grande partie des éléments minéraux qui y sont accidentellement ou frauduleusement introduits, que la moitié du suint : beaucoup de suintate par dissolution, et un peu de suintine par émulsion.

Exemples de composition : 1° *de laines en suint,* 2° *de laines lavées à dos*
(Analyses de M. Faist, *Dict. Chevalier-Baudrimont*).

	1°		2°			
	a.	*b.*	*a.*	*b.*	*c.*	*d.*
Eléments minéraux..........	6,3	16,8	0,94	1,3	1,0	1,2
Suint......................	44,3	44,7	21,00	40,0	27,0	16,6
Humidité	11,4	10,0	6,06	2,7	7,2	4,5
Laine pure.................	38,0	28,5	72,00	56,0	64,8	77,7
	100,0	100,0	100,00	100,0	100,0	100,0
Laine désuintée séchée à l'air..	49,4	38,5	78,06	58,7	72,0	82,2

3° La composition du suint en suintine et suintate serait en moyenne de une partie de suintine pour deux de suintate.

Les meilleures laines du Soissonnais sont, avec MM. Maumené et Rogelet, ainsi constituées :

Laine pure	46
Suintine	10
Suintate sec	22
Humidité	22
	100

Pour les laines ordinaires, la proportion de suintate sec varierait de 10 à 20 p. 0/0 ; d'où une moyenne de 15 p. 0/0.

En conséquence, dix kilogrammes de laines ordinaires, en suint, renferment, en moyenne, $1^k,500$ de suintate sec ; et, après un premier lavage, cette quantité, pouvant être réduite de moitié environ, serait encore de 750 grammes, dont 350 grammes de matières organiques azotées et azotosulfurées ; car il a été établi que le suintate contient 60 p. 0/0 environ de ces matières, contre 40 0/0 de matières minérales.

II.

Eu égard au poids ordinaire du matelas dans nos hôpitaux (10 kilog.) et au nombre de lits que réunit une salle de malades de grandeur moyenne (30 lits), on peut estimer à 10 kilog. la quantité de ces matières azotosulfurées qui serait ainsi répandue sur la surface de couchage d'une salle d'hôpital de 30 lits.

Or, de semblables matières sont essentiellement putrescibles, dans certaines conditions d'humidité et de température. Déjà celles de ces conditions que peut réaliser, sous notre climat, l'état de l'atmosphère pendant la saison chaude, suffiraient à déterminer dans des laines neuves, en magasin, un commencement de fermentation putride. En effet, d'un échantillon du poids de 100 grammes, tiré d'une laine de cette sorte, un courant de vapeur d'eau à 100° chassera du carbonate et du sulfhydrate d'ammoniaque en quantités appréciables (1).

Avec une laine depuis longtemps en service, l'existence de ces produits de la fermentation putride se manifestera avec une singulière intensité, si l'expérience est faite avec un kilog. de cette laine.

Dans un essai de ce genre, où près de 34,000 litres de vapeur d'eau passèrent sur un kilog de cette laine, du produit de la condensation de cette vapeur (20 litres), précipité par l'acétate de plomb, nous avons obtenu douze grammes de sulfure de plomb, quantité équivalente à 3^g,4 de sulfhydrate d'ammoniaque ; et cela, après la sulfuration complète de tout l'intérieur du chapiteau de l'alambic et du serpentin employés à cet essai.

D'autre part, nous avons disposé, dans une étuve chauffée de 30° à 35°, plusieurs échantillons de laine, à différents états de propreté (30 grammes de laine pour un litre d'eau), dans des flacons séparés et dans l'ordre suivant :

---

(1) Une cornue en verre de 5 litres et une allonge de 5 décilit. suffisent pour un essai de ce genre.

1° Laine après deux ans de service ; 2° cette même laine préalablement lavée ; 3° laine neuve ; 4° laine pure ou désuintée ; 5° crin en service.

Au bout de 24 heures, une fermentation putride très prononcée s'était produite dans le flacon n° 1 ; après 36 heures et 48 heures, même phénomène, mais à un degré moindre, chez les échantillons n° 2 et n° 3 ; mais rien pour le n° 4 et rien avec le crin.

La conclusion de ces expériences serait : que dans les laines à matelas, un travail de fermentation putride est entretenu à peu près en permanence, par les principes azotosulfurés du suint ; que ce travail, à l'état latent en quelque sorte, à la température et dans les conditions d'humidité ordinaire de l'atmosphère et de la laine (13 à 14 p. d'humidité pour 100 p. de laine), devient singulièrement actif dans les salles de malades, lorsque la température intérieure des matelas en service est portée à 30° et que ceux-ci sont nécessairement pénétrés de l'atmosphère spécialement humide qui règne autour des lits occupés.

Le crin qui est à peu près exempt de suint jouirait d'une immunité à peu près complète à côté de la laine ainsi éprouvée.

Ce champ de matières azotosulfurées putrescibles, si étendu et si actif, qui est ouvert dans les salles de nos hôpitaux à l'emmagasinage et au développement des germes, miasmes et contages qui souillent d'ordinaire l'air de ces lieux ; ce champ, dis-je, reçoit souvent un supplément d'engrais de la fréquentation des insectes parasites de la laine.

En même temps, en effet, que le ver de la teigne fripière, en légions nombreuses, dévore la laine de nos matelas, toujours avec l'activité que l'on sait, il en divise une certaine partie en menus brins pour la confection de ses fourreaux d'habitat, et, dans cette dernière œuvre de destruction, il reçoit des mites un concours non moins actif. Les dépouilles que ces légions de vers et de mites laissent derrière elles après mues et métarmorphoses ; ces dépouilles, réunies aux poussières et débris de la laine attaquée, composent une sorte de guano d'une grande richesse en azote et en soufre.

Ce guano, dont on a pu séparer par des tamisages appropriés tout ce qui n'est pas matières excrémentitielles, nous a offert la composition suivante :

Acide urique	20,00
Suintine...............................	2,50
Matières organiques, brunes, spécifiques de l'urine et des excréments, azotées et azoto-sulfurées......	59,00
Matières minérales............................	8,50
Humidité................................	10,00
	100,00

Tel est l'engrais animal qui vient s'ajouter le plus souvent dans les matelas aux matières congénères du suint.

Il ne faudrait pas croire que la proportion de ce guano (débris animaux, excréments et poussières de laine) est toujours très peu de chose relativement au poids des laines qu'il souille. Il peut se rencontrer dans la proportion d'un centième. La preuve de ce fait, nous l'avons recueillie, et cela pour plusieurs milliers de kilogrammes de laine !

En résumé, les faits que nous venons d'exposer établiraient déjà assez péremptoirement que, dans les hôpitaux, la constitution hygiénique des laines de couchage peut subir une altération profonde, dans les intervalles de temps qui séparent les opérations de nettoyage auxquelles ces laines sont actuellement soumises, et qu'il y a lieu de chercher à remédier à cet état de choses.

III.

Les opérations de nettoyage des laines en service comprennent, dans nos hôpitaux, le battage, le cardage, les fumigations à l'acide sulfureux, le lavage à l'eau froide pure ou légèrement alcalisée. Les prescriptions réglementaires sur cette importante matière se bornent à ce qu'on va lire.

Article 324 du règlement sur le service des hôpitaux à l'intérieur. — *Désinfection des effets :* « Lorsque les effets « en laine ont besoin d'être désinfectés, la désinfection est « prescrite par le médecin en chef, et est exécutée sous la « direction du pharmacien en chef, dans le local à ce des- « tiné, en se conformant aux procédés décrits dans la note « n° 7 *bis*, faisant suite au présent règlement. *Il en est de « même de la laine des matelas après un service prolongé « dans les salles.* »

NOTE 7 *bis* (1). — « .... la laine du matelas est d'abord « lavée, et ensuite immergée dans l'eau pendant 24 heures.

---

(1) Cette note ne se trouve pas à la place indiquée, mais bien au *Bulletin de l'intendance* (partie réglementaire), t. 5, 2ᵉ sér., p. 545, 1874.

« Le lendemain cette laine est passée rapidement dans une
« eau légèrement alcaline, puis rincée à l'eau claire et
« séchée à l'air. On l'expose plus tard, comme les effets et
« les couvertures, à l'action de l'acide sulfureux. »

« Les articles 329, 330, 331, 656 et 657 du règlement déjà
« cité complètent toute la réglementation en question. »

Art. 329. — « Dans les hôpitaux, les matelas, traversins,
« oreillers, couvertures et autres objets en laine, sont mis
« alternativement en service. »

Art. 330. — « Les matelas et traversins des lits occupés
« sont rebattus *aussi souvent que la nécessité s'en fait sen-*
« *tir;* ceux qu'on retire des lits des décédés et ceux qui ont
« été gâtés par les malades sont rebattus immédiatement;
« les laines et enveloppes de ces derniers sont soumises à
« l'épuration et au lavage et même à la désinfection, si les
« officiers de santé le jugent nécessaire. »

Art. 331. — « Lorsque l'on juge que les laines sont dans
« le cas d'être lavées ou cardées et que les toiles ont besoin
« d'être changées en totalité ou en partie, *la nécessité de*
« *cette opération doit être préalablement constatée par le*
« *sous-intendant militaire* (1). »

Eu égard à l'importance de son objet, il est certain, pour
nous, que cette réglementation est insuffisante, que ses
prescriptions les plus nécessaires n'ont pas un caractère
assez déterminé, ou sont restées à peu près étrangères à
toute préoccupation scientifique.

---

(1) Les art. 656 et 657 ne sont en substance qu'une répétition des
articles cités textuellement.

Les traits dont nous avons souligné certaines propositions
des articles 324, 330 et 331, suffiront à la critique du fond
de cette réglementation ; mais nous nous arrêterons un ins-
tant sur une partie qui nous a paru peu en accord avec les
notions scientifiques acquises qui régissent la présente matière.

Dans la notice 7 *bis*, il est dit que l'on fera intervenir
l'action de l'acide sulfureux après les lavages à l'eau : 1° légèrement alcalisée, 2° pure.

Il nous semble que c'est l'opération inverse qui doit être
pratiquée. L'effet attendu de l'acide sulfureux dans ces cir-
constances est une action insecticide ou de blanchiment et
de désinfection. Or, dans ces trois cas, l'action subséquente
de l'eau est nécessaire pour entraîner soit les dépouilles des
insectes, soit les combinaisons solubles que l'acide sulfureux a formées avec les matières colorantes en même temps
que l'excès libre de cet acide, soit encore, — si c'est une action désinfectante qu'on a voulu produire, — les produits
de la réaction de ce gaz sur l'ammoniaque et l'hydrogène
sulfuré.

Quant à la fréquence des fumigations et des lavages que
l'entretien du bon état des laines en service peut nécessiter,
déjà, si l'on veut bien tenir compte des desiderata formulés
sur ce point par des médecins hygiénistes, il y a lieu de
l'admettre en principe. M. Raige-Delorme (1) demande que
les matelas de laine et de crin soient cardés et rebattus

---

(1) *Dictionn. en* 30 *vol.*, art. *Hôpital*, t. 15, p. 370 (1837).

tous les six mois, que les couvertures de laine soient dégrais-
sées et lessivées exactement au bout du même temps.
M. Fonssagrives (1), en traitant du lit nosocomial, s'est non
moins catégoriquement prononcé à cet égard : « Il faut
« qu'on y songe ; à côté des souillures apparentes qui frap-
« pent les yeux et offensent l'odorat, il y a le méphitisme
« invisible qui franchit sans se révéler la barrière des sens
« et va droit à la santé, qui s'aperçoit bien vite de sa pré-
« sence. L'air d'une salle vaut ce que valent les atmos-
« phères partielles qui entourent chaque lit et *une propreté
« hollandaise est de rigueur.* »

Or, cette dernière propreté ne consiste-t-elle pas princi-
palement dans des lavages fréquents ?

L'essai d'étude expérimentale que nous venons de faire
nous conduirait à une conclusion du même genre, à savoir
qu'indépendamment des lavages particuliers nécessités par
les décès et les cas de maladies contagieuses, toutes les
laines en service d'un hôpital doivent être fumigées à l'acide
sulfureux et passées à l'eau froide *tous les trois ans.* Et nous
ajouterons que l'emploi des fumigations à l'acide sulfureux
en vue de la destruction des insectes (mites et vers de laine)
est un procédé insuffisant ; qu'il faudrait recourir, en pareil
cas, au procédé déjà mis en pratique par l'administration
des lits militaires. Là, on mêle au soufre de l'orpiment dans
la proportion d'un tiers. Une fumigation de ce genre serait

---

(1) *Dictionn. encyclop. des sciences méd.*, art. *Lit*, 2e sér., t. 2,
p. 679 (1876).

toujours suivie d'un lavage en eau alcalisée, opération qui, croyons-nous, est négligée à tort dans le service sus-nommé.

En dernière analyse, on peut reconnaître que l'ensemble des pratiques à suivre pour l'entretien des laines de couchage réclame une notice du genre de celles qui ont été publiées dans la partie du *Journal militaire officiel* (édition refondue, 1871), relative aux subsistances militaires, sur les blés, les farines et la panification. Là, les beaux travaux de Millon ont été mis largement à profit : toutes les notions d'histoire naturelle ou physico-chimiques dont relève cet important objet ont été magistralement développées. C'est sur ce plan que devra être établie la notice qui nous fait encore aujourd'hui si malencontreusement défaut.

Il importe, en effet, si l'on veut assurer l'entretien des laines de couchage au double point de vue hygiénique et économique, que ceux qui sont chargés de ce soin soient éclairés *de tous points* sur le compte des espèces commerciales dont ils ont la gestion. Il leur faudrait connaître :

1° La constitution chimique de ces espèces ou leur teneur en suint ;

2° Les caractères physico-chimiques qui en déterminent, dans le service, l'état hygiénique ;

3° Les pratiques à mettre en usage pour le mieux de cet état ;

4° Les limites de la résistance aux manutentions que nécessite cet entretien, qui sont propres aux différentes espèces commerciales ; et, par suite, les caractères physico-chimiques qui distinguent les laines les plus aptes au service du couchage dans les hôpitaux.

La rédaction d'une notice de cette importance pourra exiger de longues études préparatoires. Aussi bien soumettons-nous dès à présent à l'appréciation des autorités scientifiques et administratives, compétentes, — sous forme de desiderata, — les conclusions pratiques que nous croyons pouvoir tirer de cette étude préliminaire.

Conclusions pratiques. — Chaque année il serait procédé au printemps : 1° au battage mécanique de toutes les laines ayant un an de service en salle. Cette opération serait faite en dehors et loin de l'hôpital. L'appareil serait muni d'un ventilateur capable de soustraire les ouvriers aux atteintes des poussières soulevées par ce battage ;

2° Les laines battues seraient soumises, tous les trois ans, à une fumigation d'acide sulfureux et d'acide arsénieux (3 kilog. de soufre et 1 kilog. d'orpiment pour dix quintaux de laine) (1) ;

3° Cette fumigation serait toujours suivie d'un lavage, par lixiviation (2), à l'eau froide légèrement alcalisée et phéniquée, soit 1 kilog. d'acide phénique cristallisé et 40 kilog. de carbonate de soude dans 40 mètres cubes d'eau, pour dix quintaux de laine ;

---

(1) Un espace de 250 m. c. est nécessaire pour recevoir, en disposition convenable, 10 quintaux de laine à fumiger. Avec les quantités de soufre et d'orpiment désignées, on dégage 3,000 litres d'acide sulfureux et 60 litres de vapeurs arsénicales.

(2) Méthode de MM. Maumené et Rogelet.

4° Quand les laines fumigées seraient destinées à un emmagasinage prolongé, elles ne seraient lavées qu'au moment de leur remise en service ;

5° Quant à la laine des matelas retirés des salles, soit après décès de sujets fiévreux, soit après occupation par des sujets atteints d'affections contagieuses, elle serait toujours soumise immédiatement à une fumigation soufrée, suivie d'un lavage en eau légèrement alcalisée et phéniquée.

Les déchets de manutention auxquels donneraient lieu les lavages pratiqués tous les trois ans ne seraient pas aussi considérables qu'on pourrait être porté à le croire.

Nos expériences sur ce point nous autorisent à dire que, si un premier lavage peut entraîner un déchet de 5 p. 0/0, — déchet tout de suintate, — cette perte se limite d'elle-même à mesure que la suintine prédomine sur les éléments du suint que l'eau peut dissoudre. De telle sorte que la répétition des lavages à l'eau froide ne compromettrait par les chances ordinaires de durée en service que de bonnes laines peuvent présenter.

Ce genre d'entretien continuel vérifierait cette proposition de l'hygiéniste Mérat, sous l'invocation de laquelle nous avons placé cette étude, que, là où l'hygiène du couchage est satisfaite, une économie *bien entendue* trouve aussi son compte.

FIN

Imprimerie de J. DUMAINE, rue Christine, 2.

Paris. — Imprimerie de J. Dumaine, rue Christine, 2.